AF308679

EAUX MINÉRALES

ALCALINES, GAZEUSES, FERRUGINEUSES

DE

VALS

COMPARÉES A D'AUTRES EAUX MINÉRALES

DANS LES AFFECTIONS

des VOIES DIGESTIVES, de la CHLOROSE, du FOIE, de la GRAVELLE

ETC., ETC.

Par M. le Dʳ TOURRETTE

Médecin à Vals (Ardèche)

PARIS

IMPRIMERIE ÉMILE VOITELAIN ET COMPⁱᵉ

15, RUE J.-J.-ROUSSEAU, 15

MONSIEUR ET TRÈS-HONORÉ CONFRÈRE,

Les échos de la presse parisienne nous informaient naguère que notre station thermale était appelée à l'honneur de recevoir l'Empereur.

Je ne sais ce qu'il peut y avoir de fondé dans cette assertion, mais j'ose dire que si cette bonne fortune lui était réservée, l'efficacité de nos Eaux justifierait cette préférence.

Les Eaux de Vals sont connues du corps médical. Dans le midi de la France, particulièrement dans les départements qui avoisinent celui de l'Ardèche, il est peu de praticiens qui n'aient eu l'occasion d'en constater les propriétés remarquables. Toute publicité leur a été étrangère ; ce n'est pas elle qui guérit : les Eaux de Vals doivent leur renommée aux cures qu'elles ont opérées, aux résultats dignes d'attention que mes confrères ont constatés, à la reconnaissance des nombreux malades qu'elles soulagent ou guérissent dans les grandes villes où un air vicié, des aliments plus ou moins frelatés viennent souvent compromettre la santé la plus robuste.

Le plus grand danger des choses réellement bonnes, c'est l'exagération de leurs apologistes ; et cependant avec l'autorité que me donne une pratique consécutive de près de quinze années aux sources mêmes, j'affirme que les médecins qui n'ont pas expérimenté l'Eau de Vals ne peuvent soupçonner son action et les services qu'elle peut rendre dans la pratique.

J'ai à cœur de ne pas être taxé de partialité. Je cite des publicistes éminents. J'ai trouvé dans de savants auteurs, des appréciations aussi impartiales que complètes. Les praticiens ne sauraient trouver de meilleurs guides dans l'emploi journalier qu'ils peuvent avoir à faire des Eaux de Vals. Ce ne sont pas des voix intéressées qui parlent, c'est la voix de la science pure et d'une expérience consommée, c'est, pour ainsi dire, la voix du corps médical lui-même.

Recevez, Monsieur et honoré Confrère, l'expression de ma plus haute considération.

Dr TOURRETTE.

Médecin à Vals (Ardèche).

EAUX MINÉRALES

ACIDULES, GAZEUSES, BICARBONATÉES SODIQUES

DE

VALS

(Ardèche.)

———✦———

Vals est située à l'entrée d'une vallée délicieuse, sur le bords de la Volane, à 3 kilomètres d'Aubenas, à 20 kilomètres du chemin de fer de Lyon à Marseille, stations de Privas ou de Montélimar.

La commune de Vals offre, dans son vaste périmètre, une variété de sites d'une grâce, d'une fraîcheur, d'une beauté dont les Pyrénées, les Alpes, la Suisse même, seraient jalouses. Ici circule un air libre et pur au milieu d'un riant paysage. La vallée, formée de riches prairies arrosées par la Volane, a un caractère tout particulier d'originalité pittoresque, caractère que rendent plus remarquable encore plusieurs cônes volcaniques surmontés de cratères éteints.

Vals jouit d'une richesse générale due à la culture du mûrier, qui fait l'occupation unique de ses habitants; aussi trouve-t-on en abondance tout ce qui peut assurer le confortable de la vie, et en particulier ce qui est nécessaire aux exigences d'une table recherchée : de la volaille, du gibier, d'excellentes truites, un laitage parfait, des fruits exquis, etc., etc.

Suivant une tradition transmise et perpétuée, les sources de Vals furent découvertes, en 1602, par un nommé Brun Martin, pêcheur de profession. Leur usage le guérit d'une maladie dont on nous laisse ignorer la nature.

En 1609, un illustre et savant président du parlement de Grenoble, Claude Expilly, qui, un an auparavant avait subi l'opération de la *taille*, craignant la reproduction de son affection calculeuse, se rendit à Vals, dont les Eaux le guérirent d'une manière aussi prompte que radicale. Pour payer son tribut de reconnaissance, il fit imprimer une notice et deux pièces de vers (1) dans lesquelles il exagère sans doute l'efficacité des sources de Vals, mais qui prouvent leur naissante réputation.

En 1657, le docteur A. Fabre fit paraître le premier travail qu'on ait fait sur les Eaux de Vals. Le travail du docteur Fabre contient des observations justes, des aperçus ingénieux ou pleins d'originalité.

J'ai sous les yeux des lettres adressées au sieur Champanhet, fermier des Eaux de Vals, par de hauts

---

(1) Claude Expilly, conseiller du roi au parlement de Grenoble, subit l'opération de la taille à quarante-sept ans, et il mourut vingt-huit ans après son retour de Vals.

personnages de la cour de Louis XV; entre autres par le cardinal de Fleury, le comte de Cossé, le marquis de Rouillé, etc., etc.; ces lettres constatent que le port de 12 bouteilles d'Eau de Vals, rendues à Versailles, était de 71 livres 2 sols!!! Les temps sont changés.

Depuis cette époque, l'expédition des Eaux de Vals a continué. Le chiffre des bouteilles adressées aux pharmaciens de toutes les villes de France et aux personnes qui en demandent s'élève à plus d'un million par année.

Toutes les Eaux minérales de Vals sont froides, claires, limpides, onctueuses au toucher, d'une saveur alcaline, d'un goût aigrelet, piquant, qui plaît, qu'elles doivent à la prédominance du gaz acide carbonique dont elles sont surabondamment chargées, et qui se dégage de la source en grosses bulles qui viennent éclater à la surface du liquide.

Il résulte des nombreuses expériences faites dans toutes les saisons de l'année et à des époques éloignées par plusieurs inspecteurs, notamment par MM. Tailhand et Ambry, et par M. Dupasquier, que la température des Eaux de Vals, constamment invariable pour chaque source en particulier, est la même pour toutes, car elle ne varie que de 13 à 15 degrés centigrades.

Les Eaux des sources SAINT-JEAN, PRÉCIEUSE, DÉSIRÉE et RIGOLETTE jouissent du précieux avantage de pouvoir être transportées à de grandes distances sans éprouver d'altération; *elles se conservent indéfiniment.*

Il suffirait, pour donner une idée de l'importance des Eaux de Vals, de citer les chimistes distingués qui se sont occupés de leur analyse; je me bornerai à indiquer Longchamp, Berthier, Alibert, Aran, Guibourt, Dupasquier, Brun, Chevalier, Dorvault, O. Henri, Bouys, etc., etc.

D'après ces habiles chimistes, les Eaux minérales de Vals sont alcalines, acidulées, gazeuses et ferrugineuses; leur action est complexe; elles se rapprochent sensiblement des Eaux de Vichy; mais l'acide carbonique, qu'elles contiennent en plus grande abondance, les rend plus légères et d'une digestion plus faciles que ces dernières.

Le tableau suivant rendra cette indication plus évidente à tous les yeux.

ANALYSE PAR M. HENRI, MEMBRE DE L'ACADÉMIE DE MÉDECINE

SOURCES DE VALS

	S.-JEAN	PRÉCIEUSE	DÉSIRÉE	RIGOLETTE
Acide carbonique libre...	0,425	2,218	2,145	2,095
Bi-carbonate de soude....	1,480	5,940	6,040	5,800
— de chaux....	0,310	0,630	0,571 }	0,259
— de magnésie.	0,120	0,750	0,900 }	
Bi-carb. de fer et manganèse	0,006	0,010	0,010	0,024

ANALYSE DES SOURCES DE VICHY

	HOPITAL	LARDY	Gᵉ-GRILLE
Acide carbonique libre....	1,067	1,750	0,908
Bi-carbonate de soude.....	5,150	4.460	4,900
— de chaux.....	0,664	0,084	0,065
— de magnésie..	0,330	0,610	0,107
— de fer	0,006	0,031	0,004

Il résulte de cette comparaison que les Eaux de Vals

sont. deux fois plus riches en gaz acide carbonique que les Eaux de Vichy ; qu'elles l'emportent également sur ces dernières dans l'association et la proportion heureuses des autres substances.

Donnons ici l'opinion d'un médecin illustre et savant chimiste, Dupasquier, professeur à l'École de médecine de Lyon :

« Si l'on considère, dit-il, quels sont les principes qui dominent dans la composition des sources minérales de Vals, on arrive, *à priori*, nécessairement à cette conclusion qu'elles doivent *agir très-énergiquement sur l'appareil digestif*, qu'elles sont très-propres à *ranimer son action physiologique*, dans les cas où cela peut être utile, et qu'elles doivent exercer une *action résolutive très-puissante sur les engorgements* des organes abdominaux, résultats de phlegmasies chroniques dont la durée a été plus ou moins longue. »

« De ce même examen on arrive à conclure que ces Eaux minérales doivent être *éminemment diurétiques*, et conviennent particulièrement dans les cas de *gravelle*, qui nécessitent l'emploi des boissons alcalines.

« Ces diverses propriétés, les Eaux minérales de Vals les doivent évidemment à l'acide carbonique dont elles sont saturées, à la proportion considérable du bicarbonate de soude qu'elles contiennent, au bicarbonate de chaux et au bicarbonate de magnésie, qui agissent dans le même sens et en adoucissent l'action.

« Elles ne peuvent avoir d'autre résultat, même quand
on boit une grande quantité d'eau minérale *que d'exci-
ter la sécrétion urinaire.*

« Le bicarbonate de fer n'y est pas en proportion assez
grande pour déterminer une très-forte stimulation de
l'organisme; mais cette proportion est cependant suffi-
sante pour que ces eaux soient très-propres *à combattre
la débilité générale et à relever les forces épuisées* par de
longues maladies, des chagrins prolongés, par de mau-
vaises conditions hygiéniques dans l'emploi des aliments, ou pour toute autre cause : effet qui doit être fa-
vorisé par le *rétablissement de l'action digestive,* sous
l'influence de l'acide carbonique et des bicarbonates al-
calins. Ce même principe, le fer uni au manganèse surtout, associé comme il l'est à un grand excès d'acide
carbonique, doit rendre enfin ces Eaux minérales éminemment utiles pour *provoquer,* quand il est difficile et
languissant, *le flux utérin périodique,* et pour le *ramener*
à l'état *physiologique* quand il présente, comme on le re-
marque souvent, de l'irrégularité dans sa marche ou
son abondance.

« En résumé, la composition des Eaux de Vals est
des plus remarquables, soit par la nature des principes
qui s'y trouvent en solution, soit encore par l'association de tous ces agents thérapeutiques, dans des propor-
tions relatives qui *ne sauraient être plus convenablement
établies,* et qu'on dirait avoir été calculées d'avance pour
obtenir les meilleurs effets possibles, particulièrement

dans les affections, qui viennent d'être indiquées d'une manière générale. »

La pratique médicale, ce critérium du praticien, a confirmé l'opinion de Dupasquier.

Dans leur savant *Traité général et pratique des Eaux minérales*, ouvrage deux fois couronné par l'Académie de médecine, MM. Pétrequin et Socquet, les éminents professeurs à l'École de médecine de Lyon, s'expriment ainsi (page 30) :

« Les Eaux de Vals s'emploient dans les débilités de l'estomac, l'ictère, les obstructions et engorgements du foie et de la rate. Elles réussissent dans la chlorose, la leucorrhée, la gravelle rouge, le catarrhe de vessie. Alibert cite la guérison d'une hématurie ancienne chez un vieillard de 75 ans; il les recommande dans le scorbut et les hémorrhagies passives. On en a retiré de bons effets dans les vomissements chroniques, l'aménorrhée, par atonie, les fièvres intermittentes rebelles, etc., etc. »

Les Eaux de la *Saint-Jean, Précieuse, Désirée* et *Rigolette*, de Vals, sont principalement minéralisées (voir les analyses) par le *bicarbonate de soude, de chaux; de magnésie, de fer et manganèse* tenus en dissolution permanente par *un excès d'acide carbonique*. Eh bien! c'est cette constitution chimique qui rend les Eaux de ces sources supérieures à celles de Vichy, Saint-Galmier, Bussang, Contrexéville, Oreza, Spa, Soultzmatt, et à d'autres Eaux journellement employées. Mais entrons dans les détails pour démontrer cette proposition.

« Le *gaz acide carbonique libre* que renferment les Eaux minérales alcalines les rend pétillantes et mousseuses, et leur donne un goût agréable. Si, à lui seul, il ne communique point aux Eaux alcalines les propriétés médicales qui les distinguent, il est néanmoins un auxiliaire très-utile ; il leur enlève la saveur salée ou alcaline peu agréable qu'elles auraient sans lui ; il leur transmet un goût acidule qui plaît et les fait rechercher, même pour l'usage de la table ; en outre, introduit avec elles dans l'estomac, il facilite la digestion, l'accompagne jusqu'à ce qu'elle soit achevée, et en fait, comme on dit, des Eaux hygiéniques, légères, qui sont bien supportées, tandis que, sans lui, elles deviendraient lourdes et provoqueraient le dégoût. Ajoutons qu'il contribue aussi à calmer plus promptement la soif. »

Les Eaux de Vichy ont un goût *urineux* qui répugne à la plupart des malades. Celles de Vals, au contraire, ont un goût *très-agréable*.

Nous venons de voir que les Eaux de Vals contiennent deux fois plus de gaz acide carbonique que celle de Vichy. Ces chiffres ont une logique qui leur est propre.

En voici une preuve directe : « L'Eau alcaline de Saint-Alban ne produit plus le même effet lorsqu'elle est *plus ou moins privée de son gaz acide carbonique*. On en a la preuve dans les temps d'orage... le gaz de la source se trouvant alors moins comprimé, s'échappe à gros bouillons, ce qui a pour effet de désacidifier l'eau en partie, de la rendre plus saline, et de lui donner un

goût saumâtre *dont l'estomac ne se trouve pas aussi bien.* »
(Nepple, *Journal de Médecine de Lyon,* 1843, IV, 31.)

Le docteur Lucas avait fait à Vichy la même observation que Nepple à Saint-Alban : « Dans les temps d'orage, dit-il, il faut boire les Eaux de Vichy avec précaution, car elles sont d'une digestion laborieuse; elles causent un ballonnement de ventre incommode. »

L'abondance du gaz est donc d'une importance capitale.

Consignons un fait facile à vérifier. Beaucoup d'Eaux minérales ferrugineuses, qui ne sont pas à *basse température* ou qui ne contiennent pas un *excès d'acide carbonique* ne peuvent supporter le transport sans éprouver une notable déperdition. En effet, les sels ferriques s'attachent à la paroi de la bouteille, ou se forment en sédiments floconneux. Les effets thérapeutiques obtenus à distance sont loin d'être concordants avec ceux signalés par les médecins inspecteurs aux sources mêmes.

A ces deux points de vue comparons encore les Eaux de Vals à celles de Vichy.

VICHY : Hôpital ..	Température 30°	Fer 0,006	Acide carb.	1,067
Grande grille.	» 40°	» 0,004	»	0,908
Lardy........	» 23°	» 0,031	»	1,750
VALS : Saint-Jean.	Température 13°	Fer 0,006	Acide carb.	0,425
Précieuse ...	» 13°	» 0,010	»	2,218
Désirée	» 13°	» 0,010	»	2,145
Rigolette. ...	» 13°	» 0,024	»	2,095

Tous les auteurs qui se sont occupés d'hydrolgie minérale déclarent et posent comme règle absolue qu'une Eau minérale de haute température est impropre à supporter un transport, alors que sa thermalité s'élève au delà de 17 à 18 degrés.

En effet, chacun comprendra que les effets des substances qui minéralisent une Eau sont liées à sa thermalité par des rapports nécessaires, constants, non interrompus, qui sont la conditon la plus puissante de l'action qui leur est propre sur telles ou telles maladies. Cette haute thermalité est, si je puis dire ainsi, l'excipient des autres substances. Il est évident que ces Eaux, bues ailleurs qu'aux sources mêmes, n'ont plus leur principe initial le plus important.

Mais d'autres effets résultent encore du transport des Eaux minérales qui ne sont pas à basse température et qui ne sont pas suffisamment riches en gaz acide carbonique. Ces effets sont faciles à constater pour les Eaux ferrugineuses. Les sels ferriques n'étant plus tenus en dissolution s'attachent à la paroi de la bouteille ou flottent en poussière, en sédiments, L'Eau a *été* ferrugineuse!!! Pour les Eaux alcalines, notamment celles de l'Hôpital et de la Grande-Grille de Vichy, l'effet est moins visible, mais il est absolument le même sur le bicarbonate de soude et les autres substances, qui toutes subissent, par le transport, une notable modification. En vérité, on a lieu d'être surpris que des faits aussi élémentaires, consignés dans tous les ouvrages, attestés par des auteurs dignes de foi, échappent encore à la sagacité de quelques médecins. Nous avons vu, assez fréquemment, des personnes du monde, versées en chimie il est vrai, faire les réflexions que nous faisons ici, et, avec raison, préférer les Eaux de Vals aux Eaux de Vichy, Saint-Galmier, d'Oreza, Bussang, etc., etc., pour l'usage interne et loin des sources.

En résumé, l'efficacité des Eaux de Vals dans les affections des voies digestives est des plus remarquables, quelle que soit la nature simple ou compliquée de ces maladies diverses de formes, d'origine ou d'intensité.

Les hommes d'études, de cabinet, les personnes qui ont à lutter contre la préoccupation incessante des affaires; les femmes qui ont des occupations sédentaires, ou dont l'imagination est toujours en activité, celles qui atteignent l'âge critique, sont plus particulièrement sujettes à des troubles du tube digestif.

Lorsque les digestions sont lentes, difficiles, pénibles, quelquefois douloureuses; que le sommeil, troublé par des rêves, n'est pas réparateur, et qu'on éprouve de la pesanteur, de la gêne, des flactuosités, des douleurs sourdes, des éructations, des gaz, des rapports acides ou nidoreux, etc., etc., l'Eau de la *Saint-Jean*, prise à jeun, aux repas et le soir, pendant quatre ou cinq jours, suffit ordinairement pour réveiller l'appétit et remettre l'estomac en état de supporter convenablement les aliments; alors je prescris la *Précieuse* pendant une quinzaine de jours. Le malade renaît comme par enchantement.

M. Dupasquier, savant chimiste autant qu'habile médecin, eut l'occasion d'expérimenter sur lui-même l'action des Eaux de Vals. Nous ne saurions mieux faire que de le laisser parler.

OBSERVATION. *Dyspepsie.* — Depuis quelque temps (c'est de lui-même que parle M. Alphonse Dupasquier), je m'apercevais d'un dérangement notable des fonctions digestives; j'avais perdu l'appétit, et, dès que je mangeais, une distension douloureuse se faisait sentir à l'épigastre, puis survenaient des éructations fréquentes et des rapports très-désagréables. En vain j'avais diminué de plus de moitié la quantité journalière des aliments ingérés dans l'estomac; en vain je faisais usage d'un régime adoucissant et me privais de viandes excitantes, de ragoûts, et généralement de toute substance alimentaire âcre ou irritante, mon estomac ne fonctionnait pas mieux. Une constipation opiniâtre, en déterminant continuellement des distensions gazeuses dans différentes parties du tube digestif, donnait lieu à un état de malaise et à un endolorissement du ventre presque continuel. Sans être décidément malade, je souffrais assez pour ne me livrer qu'avec peine et dégoût à mes occupations habituelles.

Grâce à l'Eau minérale de la source *Précieuse* de Vals, tous les symptômes disparurent comme par enchantement dès le jour que je commençai à en faire usage.

Le premier jour, j'en bus neuf verrées en deux ou trois heures, et cela suffit pour me donner un appétit très-vif, et pour que je pusse faire un solide déjeûner à la fourchette, ce qui, les jours précédents, aurait donné lieu à des conséquences plus ou moins fâcheuses. Ce jour-là, rien de semblable ne survint, la digestion s'opéra sans peine. Je bus encore quelques verrées d'Eau de la *Précieuse*, et l'heure du dîner fut précédée par la sensation très-prononcée de la faim, que je ne connaissais plus depuis au moins quinze jours. Les jours suivants, continuant toujours l'usage de la même Eau minérale, je pus prendre chaque jour une part très-active à deux repas copieux.

REMARQUES. « L'influence que l'Eau de Vals exerce sur les fonctions digestives, dit M. Dupasquier, dès que l'on commence d'en faire usage, est des plus remarquables, et ses effets sont si prompts qu'on pourrait dire, sans exagération, qu'ils présentent quelque chose de merveilleux.

« Dès le premier jour qu'on en boit, elle provoque le plus souvent un accroissement considérable de l'appétit. Le malade, qui depuis longtemps ne connaissait plus le sentiment de la faim, se trouve tout surpris d'éprouver ce besoin à un degré très-prononcé, et s'étonne bien plus de pouvoir le satisfaire impunément, grâce à l'action si énergique de cette eau bienfaisante. Sous son influence, en effet, l'estomac semble réagir sur les substances alimentaires avec une activité toute nouvelle : les digestions, précédemment difficiles, languissantes, s'opèrent désormais avec une facilité merveilleuse. »

L'affection gastralgique de Dupasquier offre peu d'intérêt médical; nous ne la consignons qu'à cause de l'appréciation qu'en trace lui-même cet illustre maître; mais il n'en est pas toujours ainsi. J'ai chaque année l'occasion de donner mes soins à six ou sept cents personnes atteintes de dyspepsie ou de gastralgie; quelquefois les cas sont graves; sauf de rares exceptions, je

prescris l'Eau de la *Saint-Jean* pendant les premiers
jours, et celle de la *Précieuse* ensuite, à la dose de quatre
à six verres par jour.

Chez la femme, il y a une période de quelques années
pendant lesquelles elle ne saurait porter trop d'attention aux symptômes qu'elle peut ressentir, nous voulons
parler de ce que, vulgairement, on appelle le retour de
l'âge. L'eau de la *Saint-Jean* devra être sa boisson ha-
bituelle. Son usage facilitera, sans secousse, le nouveau
travail intérieur de la nature auquel la femme est sou-
mise de quarante-cinq à cinquante ans, et qui, trop
fréquemment, est la source d'indispositions nombreuses,
quelquefois de maladies sérieuses, qui seront évitées
par les Eaux de Vals.

Une classe de jeunes et intéressantes malades trou-
vera dans l'Eau de la *Saint-Jean* une amie discrète; nous
voulons parler des personnes qui atteignent l'âge de
puberté.

La mère sera attentive à constater les premiers symptômes précurseurs de cette transformation, et prévien-
dra l'époque probable par l'usage à l'ordinaire de la
Saint-Jean prise aux repas,

Chez la pubère forte, robuste, vigoureuse, jouissant
habituellement d'une bonne santé, surtout chez celle de
la campagne habituée à une vie sobre, active, laborieuse, la menstruation n'est qu'un nuage dans le ciel
d'un beau jour. Il n'en est pas malheureusement de
même chez la jeune fille frêle, débile, délicate, souffre-

teuse, menant une vie sédentaire, oisive, ou chez celle qui est fatalement douée de ce tempérament et de cette constitution, dont le lymphatisme est la manifestation la plus ordinaire et la chlorose le résultat. Chez la plupart de ces êtres souffrants, la menstruation ne peut s'établir, ou s'établit d'une manière irrégulière ou insuffisante. C'est alors que nos Eaux interviennent d'une façon avantageuse, en réveillant l'appétit, en favorisant l'assimilation et la nutrition, et par suite en reconstituant l'état normal du sang qui, devenu plus excitant, va tirer du sommeil dans lequel ils sont plongés, les organes génitaux, et y provoquer cet état fluxionnaire qui doit amener une des fonctions les plus importantes de la vie de la femme.

La première, la principale indication est donc de faire manger et de faire digérer la jeune malade.

Dans les cas déterminés de chlorose, d'anémie, d'aménorrhée, de dyménorrhée, de flueurs blanches, etc., l'eau de la *Rigolette*, à cause de ses principes ferrugineux, sera plus spécialement employée.

Ces affections se présentent parfois avec un effrayant cortége d'accidents; mais, quel que soit leur état de simplicité ou de complication, l'eau de la *Rigolette* sera victorieuse, si son usage est suffisamment prolongé.

Pour tous les médecins, le fer est le spécifique de ces maladies. Chez les chlorotiques et les anémiques, le sang décoloré manque de fer. Il est donc rationnel de rendre à ce fluide le principe dont il n'est pas suffisamment pourvu.

Les préparations martiales pharmaceutiques sont nombreuses, mais je ne sache pas que les produits du pharmacien puissent égaler ceux que nous offre le merveilleux laboratoire de la nature.

Avec les *médicaments* ferrugineux le malade n'obtiendra jamais des effets aussi prompts, aussi complets qu'avec les eaux ferrugineuses, qui peuvent subir le transport sans altération.

L'eau de la *Rigolette* réunit ces conditions précieuses; elle se conserve indéfiniment. Un très-grand nombre de mes confrères, de Lyon, de Paris et d'autres villes, ont obtenu de son emploi des résultats identiques à ceux que j'ai constatés aux sources mêmes.

Ainsi, dans la chlorose, l'anémie, les pâles couleurs, etc., etc., l'eau de la *Rigolette*, à la dose de six à huit verres par jour, suffit pour obtenir la guérison dans l'espace de vingt à vingt-cinq jours.

Depuis longtemps nos eaux jouissent de la réputation de favoriser la fécondité. Voyons ce qu'il faut penser de cette réputation trois fois séculaire qui s'attache à la source *Saint-Jean*, dans la stérilité.

Nous constaterions, et cela d'une manière irrécusable, que cette eau a une grande efficacité dans les affections de l'utérus, surtout chez les jeunes femmes pâles, langoureuses, étiolées, qu'une nourriture mauvaise ou insuffisante, une vie oisive ou trop sédentaire, la privation

d'un air pur, jette dans un état prononcé de chloro-amé-
nie. Dès-lors, quoi d'étonnant que l'action minérale,
en relevant l'atonie, la langueur qui pèsent si lourdement
sur les organes de la génération, en remédiant aux dé-
viations utérines, en guérissant les indurations, les engorgements, réveille l'aptitude utérine, en fortifiant tout
l'organisme et en plaçant l'appareil utérin dans son état
normal?

« En conclurons-nous, dit M. le docteur James, que
toute stérilité devra céder à son influence? Évidemment
non. A côté de quelques cas heureux, il y a nécessairement des insuccès. Prenons garde de trop généraliser;
l'enthousiasme, ici comme toujours, conduirait à la dé-
ception. » En effet, observe un éminent académicien,
M. Patissier, les causes de la stérilité sont trop souvent
aussi mystérieuses que la génération.

Il est, je pense, inutile de faire observer que si la stérilité se rattachait à un vice de conformation, à une maladie organique, à l'âge *avancé*, aucune eau minérale ne
pourrait être utile.

C'est dans les affections *du foie, de la rate, des calculs
biliaires, des coliques hépatiques; la jaunisse, le diabète,
rétention d'urine, catarrhe vésical, néphrite albumineuse,
rhumatisme goutteux,* qu'est le triomphe des Eaux de
Vals. En un mot, elles sont souveraines dans toutes les
affections de l'appareil urinaire et de l'appareil de la lo-
comotion. La *Désirée* ou la *Précieuse* sont le spécifique le
plus efficace de ces terribles et douloureuses maladies,

surtout si elles sont prises à la dose de six à huit verrées
par jour.

Les Eaux de Vichy, de Contrexéville, dans les maladies des reins, dans les affections du foie, ont donné, aux
sources mêmes, des résultats satisfaisants ; mais nous
osons affirmer qu'aucun n'a été plus concluant que ceux
qu'on obtient même à distance avec les Eaux de Vals.
Nous citerons un exemple pris au hasard sur plusieurs
centaines de communications qu'un grand nombre de nos
confrères ont bien voulu nous adresser.

OBSERVATION. *Engorgement du foie.* — M. P..., du dépar-
tement de l'Ardèche, âgé de cinquante-quatre ans,, d'une
bonne constitution, d'un tempérament bilioso-nerveux, d'ha-
bitudes laborieuses et sédentaires, ayant toujours joui d'une
assez bonne santé, éprouvait depuis trois ans des symptômes
non équivoques, mais peu graves, de congestions irritatives
du foie.

Plusieurs médecins avaient vainement employé les saignées,
les sangsues, les emplâtres stibiés et fondants, les purgatifs,
secondés d'un régime sévère, etc.

M. P... s'offre à notre observation dans un état de mai-
greur prononcé. L'augmentation du volume du foie est considérable ; le malade accuse, vers la région qu'occupe ce vis-
cère, une douleur constante, tensive, un sentiment de gêne
et de douleur obtuse ; le teint est ictérique, la peau d'un jaune
verdâtre, la langue large, sale, saburrale, la soif nulle, l'appétit mauvais, le pouls faible et lent, la constipation habi-
tuelle et faisant place tous les sept à huit jours à des déjections abondantes de matières bilieuses d'une couleur verdâtre
qui épuisent singulièrement le malade ; les urines sont clai-

res, quelquefois troubles, sédimenteuses, légèrement albu-
mineuses.

Sous l'influence de cette affection, contre laquelle on n'avait
employé que des moyens palliatifs, l'appétit disparut petit à
petit, et ce ne fut que lorsque le malade éprouva une douleur
sourde, mais permanente, avec sensibilité dans les hypocon-
dres, qu'il se résigna à consulter un médecin.

Outre l'engorgement de la masse hépathique, l'estomac et
les intestins sont eux-mêmes affectés, soit idiopathiquement,
soit sympathiquement et offrent à l'observation des accidents
gastro-entéralgiques assez manifestes, et principalement ca-
ractérisés par des tiraillements, des tensions, des borborys-
mes nombreux et incommodes, des digestions lentes, difficl-
les, douloureuses et par une constipation opiniâtre, tant que
les déjections bilieuses ne surviennent pas.

Après quinze jours de l'usage de la *Précieuse* en boisson, à
la dose de huit verres, je pus constater une grande amélioration dans l'état de santé du malade : l'engorgement du foie
et la tuméfaction de toute la capacité abdominale avaient diminué de moitié, l'appétit se prononçait, la nutrition se faisait
mieux, l'albuminerie avait presque cessé. Après dix autres
jours de traitement, suivi avec une ponctualité toute exem-
plaire M. P... éprouvait une amélioration générale très satis-
faisante : l'appétit était bon, ainsi que la nutrition et l'assimilation, le teint avait repris un peu de fraîcheur, le corps
un peu d'embonpoint; les forces étant revenues, la guérison
fut radicale au bout de trente-trois jours.   Dr PERIOT.

Sydenham disait : « le remède qui remplira le
mieux l'indication de fortifier les digestions sera le
meilleur dans les maladies chroniques, et l'on pourra,
avec un tel remède, faire des choses auxquelles on ne
s'attendait pas, » ce remède auquel le plus grand méde-

cin qu'ait eu l'Angleterre, promettait des résultats inespérés, les sources de Vals ne semblent-elles pas le posséder?

Pour moi, je le dis avec l'autorité que peut donner une expérience de quarante années, je ne connais pas de médication plus agréable au goût, plus efficace dans les maladies de l'estomac que l'eau de la source *Saint-Jean;* celle de la source *Rigolette* dans les affections où les ferrugineux sont nécessaires, et enfin les eaux de la *Précieuse* ou de la *Désirée* dans les maladies du foie, des reins ou provenant de ces deux organes.

Un des inspecteurs les plus célèbres qu'ait eus Vichy, le vénérable Prunelle, magistrat intègre autant que médecin éclairé, considérait les Eaux de Vals comme de beaucoup supérieures à celles dont il était inspecteur.

Nous avons conservé le religieux souvenir des preuves non équivoques d'affectueuses sympathies qu'il voulut bien nous donner. Cet illustre praticien nous adressait un très-grand nombre de malades, surtout lorsqu'il s'agissait d'attaquer les affections profondes, anciennes, opiniâtres, ou de relever les forces vitales des organes et de l'économie tombées dans un état d'atonie prononcée. Il tenait en grande considération la faculté qu'offrent les Eaux de Vals, de pouvoir, dans certain cas, commencer le traitement par une source faiblement minéralisée, la *Saint-Jean*, par exemple.

Nous croyons avoir démontré que s'il est vrai que la composition des Eaux comme celles de Vichy, Contrexeville, Saint-Alban, Soultmatt, Pougues, Saint-Galmier, se rapprochent des Eaux de Vals, elles différent cependant sur des points très-importants qui font de ces dernières, quoique plus richement minéralisées, des Eaux plus *légères*, plus facilement *digestibles*, par conséquent plus facilement assimilées à l'économie générale.

Il en est des remèdes comme des aliments : ceux qui nous font le plus de bien sont ceux que notre estomac digère le mieux.

Nous nous sommes appliqué également à démontrer aux médecins et aux malades les conditions de température et de richesse en gaz acide carbonique, indispensables pour qu'une Eau ferrugineuse transportée ne subisse pas d'altération.

Les Eaux de la *Saint-Jean* ou de la *Rigolette* feront plus et mieux en quinze jours que celles de Bussang, Spa ou d'Oreza en trois mois.

Des voix plus éloquentes que la mienne, mais non plus convaincues, pourront parler des Eaux de Vals, des ressources qu'elles offrent aux praticiens et aux malades. Mais si une pratique médicale de plus de quarante ans, dont quinze aux sources de Vals; si des faits nombreux, concordants, concluants, sont de quelque poids, j'aurai réussi dans l'entreprise que je me suis proposée et que ma conscience me dicte : je veux dire celle d'appeler l'attention de mes confrères et des malades sur un agent thérapeutique qui, je l'atteste, présente tous les avantages qu'offrent les Eaux de Vichy sans en avoir les inconvénients.

Pour le médecin soucieux de la santé et des intérêts de ses malades, aucun détail n'est indifférent. Nous pouvons donc, sans trop oublier notre caractère, dire ici que les Eaux de Vals se vendent à un prix très-modéré dans toutes les principales pharmacies de France, et chez tous les marchands d'eaux minérales naturelles de Paris. Elles se vendent 80 c. la bouteille.

Le cadre d'une simple notice ne nous permet pas d'entretenir le lecteur de deux sources remarquables que possède la station de Vals : la source *Magdeleine* qui contient plus de 7 gr. 1/4 de bi-carbonate de soude, et la *Dominique*, d'une composition étrange et unique en Europe. Celle-ci n'a de similaire qu'une source appelée le *Rio-Vinagre*, qu'on signale dans l'Amérique du Sud, et une autre qui, dit-on, est située au pied du Caucase.

A Vals, la variété des sources, leur nature différente, leur divers degré de minéralisation, fait de cette station, non pas la première de France, mais d'Europe, sous le rapport des ressources thérapeutiques qu'elle offre. Nulle part comme à Vals le médecin et le malade ne trouveraient une médication pouvant se graduer depuis l'effet hygiénique jusqu'à la médication la plus énergique.

Dr TOURRETTE,

Médecin à Vals (Ardèche).

Paris. — Imp. Émile Voitelain et Ce, rue J.-J.-Rousseau, 15.

Les Eaux minérales de Vals, sources *Saint-Jean*, *Désirée*, *Précieuse*, *Rigolette*, *Magdeleine*, *Dominique*, dont la vente annuelle atteint un million de bouteilles, se trouvent dans *toutes les pharmacies de Paris et de France*, au prix de 80 c. la bouteille et dans tous les dépôts d'Eaux minérales naturelles, notamment :

Chez MM. d'Esebeck, 12, rue J.-J.-Rousseau.

        Lafond et Cᵉ, 20, rue J.-J. Rousseau.

        Lescun, 28, rue de Choiseul.

        Benezet, place Taranne, 19.

        Cazaux aîné et Cᵉ, passage Ste-Croix-de-la-Bretonnerie.

        dᵒ   42, rue de Grenelle-Saint-Honoré

        dᵒ   61, boulevart Sébastopol.

        dᵒ   Rue Saintonge.

        Bonet, 126, faubourg Poissonnière.

et au prix de 32 fr. 50 la caisse d'origine de 50 bouteilles.

Les demandes peuvent être adressées par la poste.

AVIS TRÈS-IMPORTANT

Les Eaux de Vals sont contenues dans des bouteilles en verre noir, à fond plat. Chaque bouteille est revêtue d'une étiquette relatant les noms des six sources et coiffée d'une capsule en étain indiquant le nom de la source à laquelle elle a été puisée.

Les médecins, les pharmaciens et le public doivent se tenir en garde contre des tentatives de substitutions et exiger les marques distinctives que nous indiquons ci-dessus.